AF468065

OPÉRATION
CÉSARIENNE,

PRATIQUÉE AVEC SUCCÈS

DANS UN CAS DE MORT AU HUITIÈME MOIS DE LA GROSSESSE,

PAR

Le docteur H. LAFORGUE,

Chirurgien-adjoint de l'Hôtel-Dieu, membre de la Société de Médecine de Toulouse.

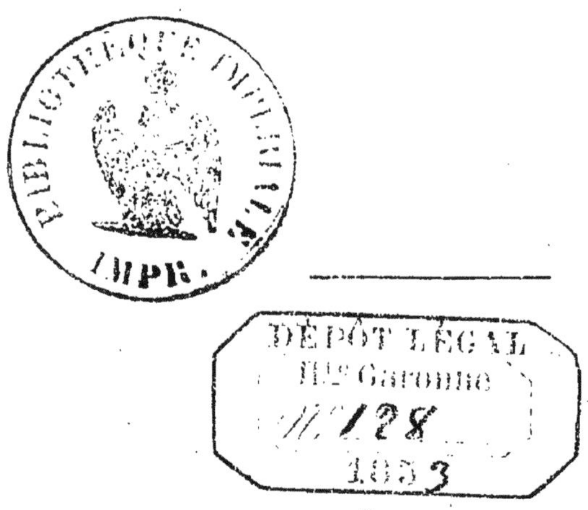

TOULOUSE,
IMPRIMERIE DE CHAUVIN ET FEILLÈS,
RUE MIREPOIX, 3.

1853.

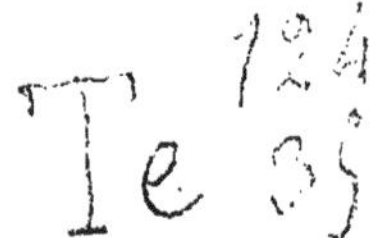

OPÉRATION CÉSARIENNE

PRATIQUÉE AVEC SUCCÈS

Dans un cas de mort au huitième mois de la grossesse (*);

A toutes les époques et dans les temps les plus reculés, les législateurs et les médecins ont reconnu la nécessité de retirer du ventre de la mère qui succombe pendant la grossesse, l'enfant qu'elle porte dans son sein et qu'elle n'a pu mettre au monde avant d'expirer. Aussi l'opération césarienne, au moyen de laquelle on délivre une femme morte avant l'accouchement, a-t-elle été pratiquée un grand nombre de fois. Cependant, malgré sa fréquence, il est très-rare que cette opération soit suivie de succès, et à peine si, dans l'histoire et dans les annales de la science, on trouve quelques noms et quelques faits authentiques qui démontrent la possibilité de

(*) La Société de Médecine après avoir entendu la lecture de ce travail en a autorisé la publication immédiate.

sauver la vie à un enfant après la mort de sa mère (*). Je me crois dès-lors obligé, dans l'intérêt de l'humanité et de la science, de publier un fait tout récent, où j'ai été assez heureux pour extraire un enfant vivant par l'opération césarienne, pratiquée après la mort de la mère. A défaut d'autre avantage, cette observation aura celui d'éveiller l'attention sur des questions qui ont beaucoup occupé les anciens, et qui, sans être tombées dans l'oubli, sont rarement agitées de nos jours.

On ne se douterait certainement pas aujourd'hui, d'après l'état de notre législation, que l'ancien législateur de Rome, Numa Pompilius, avait fait, à propos de l'opération césarienne, une loi expresse dont le texte est parvenu jusqu'à nous dans le *Digeste*, qui forme une partie du droit romain, base de l'enseignement actuel; et que, dans le siècle dernier, le roi de Naples avait décrété par une loi que quiconque, par artifice, violence ou négligence, empêcherait ou même retarderait, au détriment du fœtus, l'opération césarienne, serait regardé comme homicide, et que les délinquants seraient condamnés aux mêmes peines que les assassins (Mahon, *Médecine légale*, tome III) (**).

Si les législateurs ont laissé tomber en désuétude les lois qui garantissent la vie des enfants contenus dans le sein de leurs mères après la mort, les théologiens, inspirés par le désir de sauver des enfants qui risquent de mourir sans baptême, ont conservé, dans toute leur rigueur, ces lois sages sans doute, mais qui pourraient devenir dangereuses si, comme nous le montrerons, on n'apportait pas, dans leur exécution, des restrictions

(*) V. note I, pag. 13.
(**) V. note II, p. 15.

commandées autant par les principes d'humanité que par les connaissances scientifiques qui sont exclusivement du domaine de la médecine.

Avant d'aller plus loin, je dois rapporter l'observation qui fait le sujet de cette communication.

Le 26 mai, à 7 heures du matin, la nommée Teychené, épouse Bénazet, âgée de 38 ans, enceinte d'environ huit mois, et couchée au n° 15 de la salle Saint-Louis, dans le service de M. le professeur Dassier, était à la dernière période de l'agonie. Appelé en toute hâte auprès de cette femme, avant l'arrivée du chef du service, au moment de mon entrée à l'hôpital, je constatai que la mort était prochaine, et qu'il n'y avait pas du temps à perdre pour se mettre en mesure de pratiquer l'opération césarienne, afin de sauver l'enfant, s'il était encore vivant. M. Dassier étant arrivé, partagea immédiatement mon avis, qui fut successivement adopté par MM. les docteurs Bessières, Duclos, professeur d'accouchement à la maternité, et Guitard. Il fut unanimement décidé que j'attendrais, pour opérer, que la mort fût parfaitement confirmée. Pour ne perdre aucune chance de réussite et pour éviter tout retard, nous nous plaçâmes, ainsi que les assistants, autour du lit de la malade qui était aux derniers moments.

Les extrémités et la face étaient froides et livides; la respiration ne se faisait plus que par saccades et à des intervalles de plus en plus éloignés; la circulation était insensible, et l'oreille appliquée sur le cœur ne percevait plus de battement. Depuis la veille, les mouvements du fœtus étaient nuls, les battements du cœur n'étaient pas sensibles à l'auscultation. Après environ quinze minutes d'attente, la respiration ayant complètement cessé, et un examen scrupuleux des signes de la mort nous ayant donné la conviction que la vie était éteinte, je procédai rapidement à l'opération césarienne, en suivant rigoureusement les règles prescrites pour le cas où l'on agit pendant la vie.

Un aide relevant le ventre et assujettissant la matrice, je pratiquai sur la ligne médiane, et un peu à gauche, une incision longitudinale, comprise entre l'ombilic et le pubis. La paroi abdominale étant divisée, j'ouvris le péritoine en portant mon bistouri sur mon doigt indicateur gauche. La matrice étant à découvert, je fis une incision longitudinale, et quand je fus arrivé dans la cavité utérine par une ouverture faite avec précaution, introduisant mon doigt, qui devait servir de protecteur, j'agrandis cette ouverture en haut et en bas dans à peu près l'étendue de la plaie extérieure. Un flot de liquide amniotique s'écoula immédiatement au-dehors, et plongeant sans retard ma main droite dans la cavité, je saisis les pieds de l'enfant et je le retirai sans difficulté; il poussa un soupir, la vie n'était pas éteinte. Pendant que je faisais des frictions sur la région du cœur et que j'aidais les mouvements du thorax par une pression méthodique, M. Duclos liait et sectionnait le cordon ombilical adhérent au placenta contenu dans la matrice, et M. Dassier ondoyait l'enfant.

Cet enfant, du sexe masculin, petit, maigre, décoloré, mais bien conformé, se ranima sous l'influence des soins qui lui furent donnés, et son existence était assurée.

Toutes ces manœuvres furent rapidement exécutées, grâce à l'entente avec laquelle les assistants, médecins et sages-femmes, se prêtèrent à cette opération émouvante faite sur le corps d'une mère qui, un instant avant, rendait le dernier soupir.

Le cadavre de la mère fut surveillé pendant quelque temps après l'opération , il n'y eut pas d'autre perte de sang que celle fournie par le tissu utérin ; le cordon ombilical était exsangue, et il aurait fallu bien peu de temps pour que la mort du fœtus eût été définitive.

Le lendemain et les jours suivants, l'enfant, confié aux soins de la sœur de la crêche, a tété le sein d'une nourrice, et, quoique faible et chétif, il présente toutes les conditions de viabilité. Le 20 juin, vingt-sixième jour de la naissance, son état continue à être satisfaisant.

Quelle était la maladie qui avait mis fin aux jours de cette malheureuse mère, avant l'époque prochaine de son accouchement ?

D'après les renseignements que j'ai pris et ceux que m'a fournis M. le professeur Dassier, cette femme, mère de quatre enfants, dont l'aîné a 16 ans, était enceinte de près de huit mois, lorsque, vers le 10 du mois dernier, elle fut prise de violents maux de tête accompagnés de vomissements. Habituée à de rudes travaux, elle continua ses occupations ; mais bientôt elle fut obligée de s'aliter. Pendant les huit jours qu'elle resta à son domicile, sans appeler du secours, elle ne cessa de se plaindre de vives douleurs à la tête, et elle vomissait tout ce qu'elle prenait ; elle n'accusait aucune douleur dans le ventre.

Elle fut apportée à l'Hôtel-Dieu le 18 mai, et vu son état avancé de grossesse, elle fut envoyée à la maternité. Cette malade, ne présentant aucun signe d'un accouchement prochain, fut évacuée dans le service de médecine le 24 mai ; à cette époque, elle était dans le délire. Fortement agitée, elle poussait des cris aigus, parlait continuellement, et il fallait la plus grande surveillance pour l'empêcher de tomber de son lit. Malgré les soins qui lui furent donnés, cette malade, après 48 heures d'une violente agitation, tomba dans un état comateux, qui se termina par la mort le 26 au matin.

A l'autopsie, j'ai trouvé les lésions qui caractérisent la méningite avec épanchement, ou hydrocéphalie aiguë. Les méninges étaient injectées, l'arachnoïde était opaque, épaissie dans quelques points, et soulevée par une légère couche de liquide séreux, épanché entre la pie-mère et le feuillet arachnoïdien cérébral. Cent grammes environ de sérosité étaient contenus dans l'intérieur du crâne, après l'ablation du cerveau, dont les ventricules renfermaient une quantité notable de liquide. La substance cérébrale était consistante, piquetée et lubréfiée à sa circonférence par la sérosité contenue dans les anfractuosités et entre les membranes.

L'examen de la matrice a montré que cet organe était volumineux et non rétracté. L'incision faite par l'opération avait 9 centimètres, un peu plus de trois pouces. Le tissu utérin était épais, blanc, exsangue. Le placenta, ayant à peu près le volume normal, était adhérent, dans tous ses points, à la face postérieure de la matrice, et ces adhérences étaient assez fortes pour que l'on pût soulever tout l'organe par le cordon ombilical, sans le détacher. La portion sous-vaginale du col était complètement effacée; l'ouverture interne n'avait pas subi de changement ; le museau de tanche était mou, béant, mais non dilaté; il n'y avait aucune trace du travail qui précède l'accouchement.

Cette observation montre que l'enfant, arrivé au 8e mois de la vie fœtale, peut être encore vivant quelques instants après la mort de la mère qui a succombé à une maladie cérébrale, ayant duré quinze jours avec intensité; mais il résulte aussi de l'état dans lequel se trouvait cet enfant, que la vie ne se serait guère prolongée au-delà de quelques minutes après la mort de la mère.

Ces deux points étant établis, nous pouvons examiner les deux propositions qui dominent la question de l'opération césarienne faite après la mort, à savoir :

1° Combien de temps après la mort de la mère doit-on pratiquer cette opération ?

2° Doit-on opérer toutes les femmes enceintes qui meurent avant l'accouchement, quelle que soit l'époque de la grossesse ?

Et d'abord, il est important de poser comme principe absolu, que jamais l'opération césarienne ne devra être pratiquée chez la femme enceinte avant qu'elle ait rendu le dernier soupir. Certains théologiens ont poussé si loin le zèle pour le salut éternel des enfants, qu'ils veulent que l'on pratique l'opération quelque temps avant la mort et dans les derniers moments de l'agonie ; nous devons repousser ces exagérations dont il est inutile d'exposer les dangers pour tous ceux qui connaissent les difficultés que présente le pronostic, dans certains cas compliqués de maladies survenues pendant la gestation, et nous devons établir comme règle que l'ouverture d'une femme enceinte ne pourra être faite qu'après sa mort (*). Ce principe une fois admis, nous pouvons, en toute liberté, fixer, d'une manière rigoureuse et précise, le moment d'agir,

(*) V. note III, page 15.

nous dirons que l'opération césarienne devra être pratiquée immédiatement après la mort, et à l'époque la plus rapprochée du moment où la femme a rendu le dernier soupir.

Tout le monde comprend que c'est là la principale condition de succès dans cette opération, et, sur ce point, il n'y aurait pas d'opposition, si les médecins étaient d'accord sur les signes caractéristiques de la mort. Mais il n'est pas possible de déterminer, d'une manière absolue, que la vie est éteinte tant que le corps ne présente pas quelque signe de décomposition; et il suffit que la vie puisse persister quelquefois, quoique toutes les fonctions organiques soient suspendues, pour que le doute puisse exister dans l'esprit, et dans ce cas, le doute c'est l'hésitation, et avec elle la mort de l'enfant; car jamais l'occasion ne fut plus pressante. Il s'agit donc de trouver un signe positif de la mort; ce signe est dans l'interruption de la circulation et dans la cessation des battements du cœur. Lorsque le cœur ne bat plus, chez une personne qui offre les autres caractères de la mort, il ne peut plus y avoir de doute : s'il y en avait encore on devrait se hâter de mettre en pratique le précepte donné par M. Bouchut, dans son Mémoire sur les signes de la mort, couronné par l'Institut, c'est-à-dire ouvrir une petite artère, et si le sang ne coule pas, si l'artère est vide, la mort sera certaine.

Ainsi donc, puisque, même dans les morts rapides et imprévues, on peut avoir des indices certains que la vie est éteinte, on doit toujours, lorsqu'on est appelé à temps, pratiquer l'opération césarienne immédiatement après que la femme aura rendu le dernier soupir, et pour conserver toutes les conditions de sécurité, cette opération sera faite d'une manière méthodique et suivant les règles prescrites. Mais, dira-t-on, pourquoi tant se hâter, puisqu'il existe des faits d'après lesquels les enfants ont été extraits vivants une demi-heure, et plus, après la mort ? Ces faits sont loin d'être authentiques, et, s'il faut en tenir compte dans les cas où le médecin est appelé trop tard, il est prudent de les considérer comme non avenus dans toute autre circonstance.

Est-il nécessaire de pratiquer l'opération césarienne à toutes les époques de la grossesse? Il serait inutile de soumettre à une pareille opération les femmes qui auraient succombé dans les premiers mois de la grossesse ; mais il ne faudrait pas ajouter foi à l'opinion de Zacchias qui dit, qu'on ne saurait espérer de tirer vivant du sein de sa mère, par l'opération césarienne, un fœtus de 7 mois et même de 8 mois ; le fait que j'ai rapporté donne un démenti à cette assertion dangereuse. Il est évident que, dès que les mouvements du fœtus et les battements du cœur sont sensibles et distincts, on est en droit d'espérer de retirer, par une opération faite à temps, un enfant vivant. C'est donc dès ce moment que l'opération sera obligatoire pour le médecin, qui ne doit pas se laisser guider par la disposition de la loi, qui a fixé au 180e jour la viabilité de l'enfant.

La survenance d'un enfant est, dans notre législation, un fait important et qui a des conséquences graves dans l'ordre de la transmission des biens, soit sous le rapport des successions, soit sous celui de la quotité disponible ; mais cette survenance d'enfant n'a de conséquence que tout autant qu'elle s'applique à un être viable (*). L'époque

(*) V. note IV, page 18.

de la viabilité ne pouvant être déterminée d'une manière précise, le médecin devra se conformer aux indications fournies par la science dans cette grave question, dont la décision lui est dévolue. Décision importante et solennelle, dans laquelle la science et l'art sont les suprêmes arbitres des intérêts de la loi, de la religion et de l'humanité.

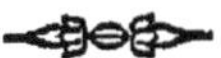

NOTES ET ADDITIONS.

L'opération césarienne a été le sujet de nombreuses controverses parmi les médecins, les théologiens et les légistes. Un si grand nombre d'auteurs ont écrit sur cette matière qu'il serait difficile de donner un aperçu, même sommaire, de l'histoire bibliographique de cette opération. Je préfère consacrer ces notes à rectifier quelques erreurs qui se sont transmises sans conteste jusqu'à nous, et à justifier par des citations textuelles les opinions que j'ai émises dans mon travail.

I. —L'opération césarienne, ou l'extraction de l'enfant au moyen d'une ouverture pratiquée au ventre et à la matrice (gastro-histérotomie), date d'une époque très-reculée, et n'est nullement contemporaine de César, dont le nom et la personne sont complètement étrangers à la dénomination de *césarienne*, qui a une autre origine.

Il faut remonter jusqu'aux temps mythologiques pour trouver les premières traces de cette opération, dont se sont principalement occupés les Romains. Ainsi Bacchus et Esculape auraient une pareille origine. On sait en effet que, d'après la mythologie, Bacchus était fils de Jupiter et de Sémélé. Cette princesse ayant péri avant que Bacchus fût né, Jupiter sauva l'enfant et l'enferma dans sa cuisse où il resta tout le temps que sa mère aurait dû le garder dans son sein. De cette fiction, les auteurs païens ont conclu que le dieu du vin avait été extrait par l'opération dite césarienne. Ainsi le poète Martial, qui vivait l'an 63 de Jésus-Christ, admet cette origine dans ces deux vers :

> Quis negat esse natum materno funere Bacchum ?
> Sic genitum numen credite nata fera est.

Esculape, le Dieu de la médecine, était, d'après la mythologie, fils d'Apollon et de Coronis. Apollon l'aurait tiré du ventre de sa mère qu'il avait tuée d'un coup de flèche.

Après ces naissances mythologiques dont il est question dans plusieurs ouvrages, et entre autres dans celui du théologien Théophile Raynaud (*de ortu infantium contra naturam per sectionem cæsaream, tractatio Lugduni;* 1637), nous devons citer les naissances historiques sur lesquelles s'est exercée l'imagination des écrivains qui les ont rapportées sans remonter aux sources, acceptant la tradition exagérée et infidèle des auteurs qui les avaient précédés.

J'ai déjà dit que Jules César, contrairement à l'assertion de la plupart des auteurs, n'était pas né par l'opération césarienne. La cause de cette erreur est dans la fausse interprétation qui a été faite du passage suivant de Pline, qui vivait au commencement de l'ère chrétienne : *Auspiciatius enecta parente gignuntur ; sicut Scipio Africanus, prior natus, primusque Cæsarum à cæso matris utero dictus. Qua de causa et Cæsones appellati. Simili modo natus et Manlius qui Carthaginem cum exercitu intravit.*

C'est d'après ce passage de Pline qu'il a été admis, par tradition, que Scipion l'Africain et Jules César avaient été tirés par incision du ventre de leur mère. Et comme conséquence, on ajoute que César a donné son nom à cette opération. Cette erreur a été victorieusement réfutée par Bayle (*V. Dictionnaire*), et avant lui par Zonaras. Malgré cette réfutation, on n'a pas moins continué, dans les ouvrages modernes, à comprendre Jules César au nombre des *Cæsones*. Cette application faite du texte de Pline à Jules César est fausse, et il est facile de le démontrer. Comme le dit Bayle, Aurélia, mère de Jules César, vécut longtemps après la naissance de son fils, et elle ne mourut que pendant qu'il faisait la guerre aux Gaulois. Ni Suétone ni Plutarque ne disent rien dans leurs écrits sur la vie de Jules César qui ait rapport à la naissance extraordinaire dont on le gratifie bénévolement.

Il faut donc adopter la traduction suivante du passage de Pline : « Les enfants que l'on tire en vie du ventre de leur mère morte, avec incision, sont plus fortunés, ainsi qu'il advint à Scipion Africain l'aîné, qui premièrement fut surnommé *Cæsar* ou *Cæso*, à cause de l'incision qu'on fit au ventre de sa mère pour l'avoir. Manlius aussi (je dis celui qui entra en Carthage avec son armée) naquit ainsi (*Pline*, traduction de Du Pinet, 1621). »

Il est donc démontré que l'étymologie du mot césarienne vient de *cæso*, coupé, incisé ; les enfants qui naissaient de cette manière étaient appelés *cæsones*. Il ne faut pas oublier que la naissance de

Scipion l'Africain était antérieure de près de cent ans à celle de Jules César.

II. — C'est à Numa-Pompilius, deuxième roi de Rome (l'an 39 de Rome, environ 700 avant J.-C.), qu'il faut remonter pour trouver la première loi écrite sur l'extraction des enfants après la mort de la mère. Cette loi, contenue dans le *Digeste*, montre que l'opération dite césarienne était de date ancienne. Voici le passage du Digeste : *Negat lex regia mulierem quæ pregnans mortua sit humari antequam partus ei excidatur ; qui contra fecerit spem animantis cum gravida peremisse videtur* (*Digeste*, liv. II, tit. 8).

Dans les temps modernes, la législation ne contient aucune disposition relative à cette question. Mahon cite un règlement fait, en 1749, par le roi de Naples, qui avait à cette époque force de loi dans le royaume des Deux-Siciles, et une loi réglementaire sur l'opération césarienne après la mort, promulguée par le Sénat de Venise.

La religion catholique a imposé l'obligation aux médecins de faire cette opération après la mort pour retirer le fœtus, et à ses ministres de veiller à son exécution et même d'y procéder en cas de nécessité, dans la vue surtout de procurer à l'enfant les bienfaits du baptême.

III. — Les théologiens, de même que les médecins, se sont tous occupés de l'opération césarienne ; les premiers au point de vue du salut spirituel des enfants, les seconds dans l'intérêt de la vie de la mère et de l'enfant. Ces propositions complexes et si importantes chacune en particulier ont été souvent discutées, et de ces controverses savantes, quelquefois passionnées, ont surgi des opinions opposées qui n'ont pas survécu aux progrès de la raison et de la science ; de telle sorte que, de nos jours, les médecins et les théologiens sont unanimes dans leurs décisions. Pour comprendre les difficultés de cette controverse à laquelle ont pris part les plus illustres docteurs de l'Eglise, il faut savoir que l'opération césarienne se pratique dans deux circonstances :

1° Chez la femme vivante lorsqu'on est sûr de l'impossibilité absolue de l'accouchement par les voies naturelles et à l'aide des opérations obstétricales usitées, ce qui arrive rarement de nos jours depuis l'emploi du cœphalotribe et l'accouchement prématuré ;

2° Chez la femme morte pendant la grossesse, et dans le but d'extraire un enfant vivant.

L'opération césarienne chez la femme vivante n'est pas toujours mortelle. Quoique la statistique ne soit pas favorable à la mère dans cette opération, une des plus graves de la chirurgie, il existe cependant un certain nombre de faits dans lesquels les femmes ont survécu. D'après les derniers relevés qui ont été faits, on a sauvé peu de femmes après cette opération qui, malheureusement dans le moyen-âge, était pratiquée d'une manière aveugle et téméraire. Voici ce qu'écrivait à ce sujet Rousset, médecin, grand partisan de la section césarienne, en 1581 :

« Par la section césarienne le profit est double parce que l'enfant se tire tout vif qui autrement fut mort prisonnier estouffé et la mère nô-seulement n'en meurt pas ; que si elle est alors déjà faible et abandonnée, encore sera-t-elle en quelque espoir de rechapper qui est meilleur (quoy qu'il soit incertain) qu'un désespoir évident. Ceci sert nô-seulement à continuation des mariages, alliances et autres commodités qui particulierement viennent à un chacun, mais aussi aux républiques et polices mondaines..... »

C'est en vertu de cette doctrine, vivement combattue à l'époque de son apparition et qui a été le sujet d'une polémique violente, que Henri VIII, qui régnait en Angleterre du temps que François Ier régnait en France, permit que l'on fît l'opération césarienne à Jeanne Seymour, sa troisième femme, pour tirer de son ventre Edouard VI qui succéda, en 1547, à la couronne d'Angleterre, préférant ainsi la vie de cet enfant à celle de sa mère, qui mourut après cette cruelle opération. — Trois siècles plus tard, dans une circonstance semblable, l'empereur Napoléon, auquel il ne manquait qu'un héritier pour compléter la gloire, prononçait ces mots, partis du cœur : *Sauvez la mère !* paroles mémorables qui retentirent dans toutes les âmes parce qu'elles étaient l'expression des sentiments de tous, et qui sont devenues la règle de conduite des citoyens et des hommes de l'art.

Il est curieux de voir comment le judicieux et savant Mauriceau, accoucheur de la fin du XVIIe siècle, appréciait cette opération contrairement à l'opinion de Rousset :

« Il est très-rare qu'il soit nécessaire que, par un trop grand excès d'inhumanité, de cruauté et de barbarie, le chirurgien en vienne à la section césarienne pendant que la mère est vivante, comme quelques auteurs par trop téméraires ont ordonné et quelquefois eux-mêmes pratiqué..... Je scay bien qu'ils se couvrent du prétexte de pouvoir donner baptême à l'enfant qui autrement serait en grand danger d'en être privé, parce que la mort de la mère est ordinairement cause de celle de l'enfant ; mais j'ignore qu'il y ait eu jamais aucune loy chrétienne ni civile qui ordonnât de tuer ainsi la mère pour sauver l'enfant. C'est plutôt pour satisfaire à l'avarice de certaines gens qui se mettent fort peu en peine que leur femme meure, pourvu qu'ils en ayent un enfant qui luy puisse survivre, non tant pour en avoir lignée, qu'afin d'en hériter après ; pour raison de quoy ils donnent volontiers leur consentement à une si cruelle opération ; ce qui est une très-damnable adresse. » (*Traité des maladies des femmes grosses, etc.*, 6e édition, 1721.)

L'opinion de Mauriceau s'appuie sur les paroles suivantes de Tertullien, qui sont très-explicites :

Atquin et in ipso adhuc utero infans trucidatur necessaria crudelitate, quum in exitu obliquatus denegat partum matricida qui moriturus. (*De anima*, ch. 15.)

Pour établir la nécessité de l'opération césarienne durant la vie de la femme, certains casuistes ont posé la question en ces termes :

On doit considérer en l'enfant deux sortes de vies : la corporelle et la spirituelle. La vie spirituelle de l'enfant, qu'il ne peut recevoir que par le baptême, doit être préférable à la vie corporelle de la mère, et dès-lors s'il ne pouvait la recevoir qu'en faisant l'opération césarienne à la mère, elle serait obligée de la subir, au risque même de sa propre vie corporelle qu'elle doit donner pour procurer la spirituelle à l'enfant.

Le jésuite Théophile Raynaud, qui résout dans son ouvrage tous les cas de conscience qui ont rapport à la mère enceinte et au fœtus, repousse avec énergie, avec la plupart des théologiens, l'opinion de ceux qui veulent que l'opération soit faite avant la mort de la mère pour sauver la vie spirituelle de l'enfant. Je ne puis consigner ici la longue argumentation qu'il consacre à l'examen de cette question, et qu'il termine ainsi : *Hæc nova doctrina repudienda est, aut etiam cum omni aversatione repellenda.* (*De sectione matris de mortuæ.*)

Pour mettre à néant la doctrine des casuistes, Mauriceau affirme que l'on peut toujours donner le baptême à l'enfant pendant qu'il est encore au ventre de sa mère, étant facile, dit-il, de porter de l'eau nette par le moyen du canon d'une seringue jusque sur quelque partie de son corps après avoir rompu les membranes.

Cette proposition, qui fut longuement débattue, fut jugée, en 1733, par une décision des docteurs de la Sorbonne, qui approuve le baptême intra-utérin sous la réserve de rebaptiser l'enfant s'il naissait vivant.

IV. — L'enfant est viable lorsqu'il est apte à vivre de la vie extra-utérine. Un enfant peut être viable avant le terme de la gestation, comme il peut très-bien ne pas l'être au terme de la grossesse, s'il est affecté de quelques maladies ou de vices de conformation.

L'évolution fatale n'ayant rien de fixe, c'est le degré de perfection des organes et non l'époque de la grossesse qui seul peut servir à déterminer la viabilité. Cependant la loi a dû fixer une époque déterminée, et elle a décidé qu'un enfant n'était viable qu'à la fin du sixième mois ou cent quatre-vingts jours après le mariage. (*Code Napoléon*, art. 312 et suiv.)

Si l'on consulte les auteurs, cette mesure très-sage, peut très-bien ne pas paraître toujours juste, car on y trouve des observations d'enfants nés avant le sixième mois qui étaient très-bien portants, et qui, malgré leur petitesse, n'en vécurent pas moins longtemps. (CHAILLY, *Traité de l'art des accouchements.*)

La loi, ne pouvant tenir compte des cas exceptionnels, a dû prendre la fin du sixième mois comme le terme moyen de la viabilité; mais le médecin ne doit pas fixer de terme, et il doit se guider d'après les indications scientifiques qui l'obligent à extraire l'enfant dans tous les cas de mort de la mère pendant la grossesse.

Cette question de la viabilité est une des plus difficiles du droit, et elle a donné lieu à de savantes controverses. Tous les jurisconsultes se sont occupés d'interpréter et de commenter l'article 906 du Code Napoléon qui a été le sujet de brillants plaidoyers et d'une foule d'arrêts; cet article est ainsi conçu :

« Pour être capable de recevoir entre-vifs, il suffit d'être conçu au moment de la donation.

» Pour être capable de recevoir par testament, il suffit d'être conçu à l'époque du décès du testateur.

» Néanmoins la donation ou le testament n'auront leur effet qu'autant que l'enfant sera né viable. »

Je ne puis me défendre de rapporter l'interprétation donnée par Furgole, le grand jurisconsulte de Toulouse; l'extrait qui suit résume parfaitement la question :

« Les posthumes qui sont arrachés du sein de leur mère par l'opération césarienne, *qui exsecto ventre extracti sunt*, profitent au sujet des conditions pour les faire défaillir ou les faire accomplir selon les différentes formules dont elles sont conçues, tout de même que s'ils avaient eu une naissance naturelle et sans le secours de l'art; car les enfants qui sont nés ainsi rompent le testament de leur père dans lequel ils ont été prétérêts; ce qu'il faut néanmoins entendre lorsqu'ils sont arrachés du sein de leur mère et pourvu qu'ils soient parfaits et viables, c'est-à-dire que depuis la conception jusqu'à la naissance il y ait au moins cent quatre-vingt-deux jours. » (Loi romaine.)

Le parlement de Paris n'a pas suivi ces règles. Nous trouvons dans les arrêts qu'un enfant né à cinq ou six mois avait succédé à sa mère morte de ses couches, et qu'elle avait transmis la succession à ses héritiers parce que, suivant Bouquier, il suffit qu'un enfant soit né en vie quelque moment pour pouvoir saisir le vif.

Furgole ne partage pas cette opinion, *idem est non nasci et non posse vivere,* dit-il, et il ajoute : « Les auteurs qui ont cru qu'un enfant né ou arraché du sein de sa mère par incision pouvait vivre, sont contredits par la commune opinion des philosophes, des naturalistes, des médecins et des jurisconsultes. » (FURGOLE, *Des testaments*, 1777; ch. VII, § 6.)

Les médecins, pas plus que les naturalistes, ne peuvent partager l'opinion de Furgole, qui est loin d'être celle de tous les jurisconsultes, puisque plusieurs arrêts importants lui sont contraires. Dans une affaire de cette espèce, qui fut plaidée par Duperrier, il fut jugé que la fille née par incision du sein de sa mère morte avait recueilli sa succession, quoiqu'elle fût décédée deux heures après sa naissance.

Ces citations, qu'il me serait facile de multiplier, montrent l'importance, au point de vue de notre législation, de la naissance d'un enfant, même après la mort de la mère. On a rarement l'occasion, de nos jours, de s'occuper de ces questions, parce que fort heureusement pour l'humanité, l'opération césarienne est devenue une ressource extrême que l'on ne met presque plus en pratique dans les accouchements, grâce aux progrès de la science et de l'art obstétrical, et que, dans les cas de mort pendant la grossesse, il est rare que l'enfant soit extrait vivant. Si l'histoire et les annales de la médecine renferment un nombre assez considérable de naissances césariennes, cela tient à ce que l'on a compris dans la même catégorie, les enfants extraits par incision pendant la vie de la femme et ceux qui ont été retirés après la mort. On ne doit pas ajouter grande confiance à ces histoires merveilleuses d'enfants trouvés vivants plusieurs heures et même plusieurs jours après la mort de la mère; les médecins savent se tenir en garde contre les exagérations et les erreurs populaires dont les écrivains sont si prodigues pour piquer la curiosité des lecteurs. J'ai assisté plusieurs fois mon père, dit Désormeaux, dans de semblables opérations qu'il avait été requis de pratiquer, soit par l'autorité publique, soit par les parents de la femme qui venait de succomber. Ces opérations ont toujours été sans succès pour la conservation de l'enfant. M. Viguerie, dans sa longue et brillante pratique, n'a pas fait d'opération césarienne, et il n'a pas eu connaissance qu'elle ait été faite avec succès à Toulouse par ses contemporains ni par ceux de son père, qui, à la fin du siècle dernier, occupait la première place parmi les chirurgiens de notre ville. La naissance césarienne de Louis-Cæsar Bénazet, âgé maintenant de vingt-cinq jours (20 juin), est donc un fait exceptionnel qui m'imposait le devoir d'examiner les grandes questions qui ont tant occupé les auteurs anciens et modernes.

www.ingramcontent.com/pod-product-compliance
Ingram Content Group UK Ltd.
Pitfield, Milton Keynes, MK11 3LW, UK
UKHW020551230726
13925UKWH00006B/2519